- I FARMACI DELL'ANIMA -
Ricerche e studi di approfondimento per una "umanizzazione del'assistenza"

Ideazione, sviluppo e realizzazione di modelli d'intrattenimento finalizzati a limitare il senso di solitudine e di abbandono che spesso è presente nei sofferenti, attraverso l'adozione di strumenti di authoring multimediale, derivati da un'accurata selezione di contenuti e di tecnologie.

Responsabile del Progetto: Giuseppe Alfonso GRASSI

"Gli antichi hanno trovato farmaci per i mali dell'anima; come o quando vanno adoperati, spetta a noi ricercarlo."

- Supporti spirituali ad una terapia della sofferenza -
a cura di Giuseppe Alfonso GRASSI

da
" IL DIZIONARIO DI SENECA "
Antico Prontuario Farmaceutico dell'Anima
tratto dalla selezione e rielaborazione di testi ricavati dalle principali opere di uno dei più grandi filosofi dell'antichità e dall'analitico studio del suo pensiero
a cura di Giuseppe Alfonso GRASSI

in questo volume, i temi:

"DALLA SOFFERENZA ALLA SAGGEZZA "

----
www.ifarmacidellanima.it
e-mail:giuseppe.alfonso.grassi@ifarmacidellanima.it
e-mail: info@ifarmacidellanima.it
sito web: http://www.ifarmacidellanima.it/
portale: http://portal.ifarmacidellanima.it/
profilo fb:http://www.facebook.com/giuseppe.a.grassi?ref=profile
gruppo Lulu: URL: http://www.lulu.com/groups/ifarmacidellanima
gruppo fb "Gli Amici de I Farmaci dell'Anima":
http://www.facebook.com/group.php?gid=44297793686&ref=ts

*Sarebbe una vergogna chiedere ad altri la morte, come
pure la vita. Un conforto onesto diventa una medicina e,
se una cosa solleva l'anima, giova anche al corpo.
Curo gli interessi dei posteri, è per loro che metto
sulla carta, dei pensieri che possano servire:
affido alla pagina scritta qualche salutare consiglio,
quasi la ricetta di buone medicine, dopo averne
sperimentato l'efficacia sulle mie piaghe che, anche se
non sono guarite del tutto, hanno smesso di allargarsi.
"Seneca"*

I FARMACI
DELL'ANIMA

———

*Dalla sofferenza
alla saggezza*

dal

Dizionario di SENECA
Antico Prontuario Farmaceutico dell'Anima

*

a cura di

Giuseppe Alfonso Grassi

I FARMACI DELL'ANIMA

———

Dizionario di SENECA

Antico Prontuario Farmaceutico dell' Anima

***

Dalla rielaborazione di testi tratti dalle seguenti opere:
Epistulae morales ad Lucilium - I 12 libri dei Dialogi;
Il De beneficiis; Il De clementia; Le Naturales quaestiones

Dalla sofferenza alla saggezza

a cura di
Giuseppe Alfonso Grassi

**Supporto spirituale
ad una terapia della sofferenza**

*Gli antichi hanno trovato
farmaci per i mali dell'anima;
come o quando vanno adoperati
spetta a noi ricercarlo.*

Parte prima

Della sofferenza,

della solitudine,

della tristezza.

1 - La Sofferenza

La sofferenza c'induce a cedere
e talora a disperare.

Al momento del distacco
dell'anima dal corpo,
nel caso fosse doloroso,
ci potrebbe aiutare il pensiero
che dopo questa sofferenza
non avremo più da soffrire.

La sofferenza è un bene
poiché essa è un esercizio
che Dio ci infligge
affinché la virtù umana
possa esistere e fortificarsi.

Desiderabili
non sono le sofferenze,
ma la virtù
con cui si sopportano.

Desiderabile
non è subire i tormenti,
bensì subirli da forte.

Desiderabile
è la sopportazione
coraggiosa dei tormenti.

Siamo bravi
a consolare gli altri,
ma saremmo capace di fare
altrettanto con noi, anzi,
di non soffrire per niente?

La disgrazia,
è occasione di virtù;
e il veterano della vita
sa affrontare
mali e sofferenze
con serenità e coraggio.

2 - La Solitudine

La solitudine è per lo spirito,
ciò che il cibo è per il corpo.

Come la natura lega uomo a uomo,
l'odio per la solitudine e la
ricerca di associazione, ci
spinge a ricercare le amicizie.

La solitudine potrà guarirci
dall'insofferenza della folla,
così come la folla potrà liberarci
dalla noia della solitudine.

Spesso vediamo,
uomini tristi in ville
ridenti e amene,
uomini che sembrano
indaffarati,
in piena solitudine.

Teniamo d'occhio chi è
in preda al dolore e alla paura
perché non faccia cattivo
uso della solitudine.

La solitudine non è di
per sé maestra di onestà;
molte volte ci spinge
ad ogni genere di mali.

Se siamo lasciati a noi stessi,
rimuginiamo cattivi propositi,
prepariamo pericoli a noi o agli
altri, secondiamo turpi passioni;

manifestiamo tutti quei
sentimenti che nascondevamo
per timore o per vergogna,
acuiamo la nostra audacia,
eccitiamo la libidine,
fomentiamo l'ira.

3 - La Tristezza

La tristezza percuote lo spirito,
lo abbatte, gli causa una stretta:

è incapace di distinguere le cose,
di escogitare qualcosa di utile,
di evitare i pericoli,
di valutare esattamente i danni.

Ma tutto questo,
non accadrà al saggio
neppure in occasione
delle sue sventure,

conserverà
sempre il medesimo volto
tranquillo e impassibile,

rintuzzerà
ogni collera della fortuna
e la spezzerà davanti a sé,

cosa che non potrebbe fare
se accogliesse in sé
la tristezza poiché,

non c'è niente di più triste
che chiedersi quale esito
avranno gli eventi futuri.

Nessuno
sta volentieri
con una persona triste,
tanto meno con la tristezza.

Parte seconda

Dell'infelicità

4 - L'Infelicità

La sola infelicità per l'uomo
è ritenere che nella natura
ci siano elementi d'infelicità.

Pazzia è infliggere a se stessi
la condanna dell'infelicità
ed accrescere le proprie sventure!

Non c'è infelicità in ciò che
l'abitudine ha trasformato in
una condizione di vita naturale,

tanto che, quel che s'è cominciato
a fare per necessità, a poco a poco
diventa persino piacevole.

5 - Nessuno è infelice se non per sua colpa

La condizione dell'uomo
poggia su buone basi:
nessuno è infelice
se non per sua colpa.

E' un infelice chi
non è mai stato infelice.

Abbiamo passato
la vita intera senza mai
misurarci con qualcuno
o qualcosa che ci
contrastasse?

Nessuno
è più infelice
della maggior parte
di quelli che sono
generalmente
ritenuti felici.

Nessuno
è più infelice
di colui al quale
non è mai accaduto
qualche male.

Nessuno,
nemmeno noi stessi,
potremo mai sapere
quanto valiamo realmente.

Per conoscerci,
bisogna essere nella prova,
e le proprie forze
non si apprendono
se non sperimentandole.

6 - Chi è infelice?

Chi è più infelice dell'uomo
che dimentica i benefici
e ricorda i torti?

Sono infelici
quelli che impigriscono
in un'eccessiva felicità,
a cui un'inerzia stagnante
impedisce persino di muoversi,
come non ci si muove
su un mare liscio e tranquillo
non intaccato dal vento.

Sono infelici
perchè non solamente i mali
ma qualunque cosa gli accada,
li troverà impreparati.

Le disgrazie fanno più male
a chi non le ha mai provate.
Il giogo pesa sui colli delicati.

Infelice non è
chi esegue un ordine,
ma chi lo esegue
contro la propria volontà.

Disponiamoci, perciò,
a volere quello che le
circostanze esigono
e prima di tutto a pensare
senza tristezza alla nostra fine.

7 - L'infelicità prova gli uomini forti

Il fuoco prova l'oro,
l'infelicità gli uomini forti.
L'infelicità ostinata
ha un solo vantaggio,
finisce per rendere forti coloro
che continuamente colpisce.

Se chi ci sta intorno
vorrà persuaderci
della nostra infelicità,
promettiamoci di badare
non a quello che ascoltiamo,
ma a quello che proviamo
e decidiamo in base
alla nostra fermezza.

Meglio sopportare
un'infelicità senza fine
sostenuti dalla virtù,
piuttosto che schiattare
tra infiniti e sfrenati piaceri.

Non sopporteremo più
noi stessi il giorno in cui
non saremo in grado di
sopportare qualche disgrazia.

Un albero non diventa
solido e robusto
se non è continuamente
investito dal vento

e sono queste raffiche
che ne fanno il fusto compatto
e ne rinsaldano le radici
che si abbarbicano con
maggior forza al terreno;

fragili sono invece
quegli alberi che crescono
in una valle tranquilla,
esposta solo ai raggi del sole.

Tante disgrazie sono state
inutili, se non abbiamo ancora
imparato ad essere infelici.

Tante malattie, tanti lutti,
tanti guai capitano
proprio ai migliori
per la stessa ragione
per cui in guerra
le imprese più rischiose
sono assegnate ai più forti.

8 - Non dobbiamo essere infelici anzitempo

Non dobbiamo essere infelici
anzitempo: le disgrazie che
temiamo imminenti, forse non
arriveranno mai, o almeno,
non sono ancora arrivate.

Che necessità c'è, di chiamare
i guai, di anticiparseli se,
quando arriveranno,
dovremo sopportarli
già abbastanza presto.

Senza dubbio è da pazzi essere
infelici oggi, perché un giorno
o l'altro potremmo essere infelici.

Perché rovinarsi il presente per
timore del futuro? A che serve
rivangare i dolori sofferti ed
essere infelici ora, perché
lo siamo stati in passato?

Ci tormentiamo
e per il futuro e per il passato;
la memoria, ci rinnova l'angoscia
della paura, mentre il prevedere
il futuro ce l'anticipa.

Nessuno è infelice solo per il
presente. La massa più numerosa
d'infelici è quella tormentata
dall'attesa della morte che
incombe da ogni lato.

Supponiamo che il nostro animo
sia colpito da ogni parte,
da disgrazie, lutti e avversità di
ogni genere e che ogni istante,
sia nuovo motivo di pianto;

non per questo, pur in mezzo
ad avvenimenti così infelici,
penseremo d'essere infelici;
non malediremo neanche
un giorno della nostra vita.

Parte terza

Del dolore

9 - Quando il dolore ci prenderà con forza

Tutte le volte che il dolore
ci prenderà con forza e
vorrà trascinarci oltre misura,

pensiamo al volto sorridente
e graziosissimo d'un bambino,
alla cui presenza non c'è
tristezza che possa durare.

Quali lacrime
non asciuga la sua allegria?
Quale animo
stretto dall'angoscia
non rasserena la sua vivacità?

Non c'è dolore
così grande o così recente
che ci tormenti l'animo,
che egli non sappia
lenire con le sue carezze.

Chi non è spinto
al buonumore dalla
sua spensieratezza?

Chi, per quanto preso
dai suoi pensieri,
non si lascerebbe
sedurre e distrarre
dalla sua loquacità
instancabile?

Auguriamoci
che questo bambino
ci sopravviva sempre!

10 - Il dolore è una sorte riservata a tutti

Ognuno di noi prova
in modo diverso il dolore,
a seconda di come
l'abitudine ci ha plasmato.

Nessuno è triste per
se stesso; chi soffre,
di solito, suole fuggire
le persone che più ama,
per dare così sfogo
al proprio dolore.

Non avere sperimentato
il dolore è ignorare
l'altra faccia della natura,
l'altra parte della nostra
condizione umana.

Ingiusto è lagnarci
di quanto ora ci succede,
inutile dolersi
se non ci serve a niente:

il dolore è una sorte
riservata a tutti;
querimonie e rimpianti,
sono da insensati.

La natura del dolore
è eccellente, perché,
se si protrae,
non può essere grande,
e se è grande,
non può protrarsi.

11 - L'ostentazione del dolore

Nelle disgrazie,
concediamo al dolore
solo quanto la natura richiede,
non quanto le convenzioni
c'inducono ad esternare.
Che misera stupidità,
l'ostentazione del dolore!

Attraverso le lacrime
dimostriamo
il nostro rimpianto,
non ci conformiamo al dolore,
lo ostentiamo!

Molti, versano lacrime
per ostentazione e hanno
gli occhi asciutti ogni volta
che manca il pubblico,
poiché giudicano
vergognoso non piangere
quando lo fanno tutti:

questo vizio, di dipendere
dall'opinione altrui
tanto profondamente
s'è consolidato,
che diventa finzione,
anche un sentimento
tra i più naturali,
come il dolore.

Anche nel dolore,
v'è un certo decoro
e lo deve serbare
chi è saggio,
e come in tutto il resto,
anche nelle lacrime
c'è un limite:
gli uomini dissennati,
invece, eccedono e
nella gioia e nel dolore.

12 - Il dolore è più acuto se siamo colti di sorpresa

Se siamo colti di sorpresa gli
imprevisti gravano maggiormente;
l'inatteso, rende più pesanti
le disgrazie e per tutti,
il dolore è più acuto.

Non ci deve essere, niente
d'imprevisto: consideriamo
ogni eventualità, pensiamo non
a quello che generalmente accade,
ma a quello che può accadere.

Il presagio pauroso di cose
non temibili, ci rende deboli
e insofferenti; ci tormenterà,
non soltanto il dolore,
ma anche l'idea di soffrire.

Il dolore può venirci solo
da quello che sentiamo.

Sia quanto è successo in passato,
sia quanto dovrà succedere in
futuro è lontano da noi che non
sentiamo né l'uno né l'altro.

Chi si duole prima del necessario,
si duole più del necessario:
è debole e non sa valutare il dolore;

come non sa aspettarlo,
con la stessa sfrenatezza
immagina eterna la sua felicità,
crede che i beni avuti in sorte
debbano non solo durare,
ma aumentare e, dimentico
dell'instabilità delle vicende umane,
presagisce per lui solo la
stabilità dei doni della fortuna.

13 - La durata del dolore

Nessun animale ha un duraturo
rimpianto della propria prole
se non l'uomo, che è presente
al proprio dolore e ne soffre
non tanto quanto sente ma
quanto decide di soffrire.

Niente più del dolore viene
rapidamente a noia; se è
recente, trova un consolatore
e attira qualcuno a sé,
ma se è di vecchia data,
è deriso, e a ragione,
o è simulato o è stupido.

Ogni dolore a tratti
si placa o diminuisce.
Col passare del tempo,
anche chi non vi ha posto
fine volontariamente, sente

esaurirsi il proprio dolore,
ed è piacevole, sentire
finire quei dolori che
è stato duro sopportare.

Speriamo prima di tutto
che non ci sia nessuna sofferenza
in quell'anelito supremo;

e se poi ci sarà, il fatto stesso
che sarà di breve durata
rappresenta già un grande sollievo:
nessun dolore intenso dura a lungo.

14 - I rimedi al dolore

Un animo teneramente afflitto
non può essere distolto dal suo
dolore se non dalla ragione
o da una nobile occupazione.

Nel dolore sarà un rimedio
la fermezza d'animo, che
rende meno penosi i mali
se sopportati con coraggio.

Non rendiamo più gravosi
i nostri mali, non graviamoci
con i lamenti: il dolore è
leggero se non lo accresciamo
con la nostra suggestione.

Se cominceremo a farci coraggio
e a dirci: "Non è niente o almeno
è cosa da poco; resistiamo,
sta per finire", con questi
pensieri, lo renderemo leggero.

Rinunciamo ad atteggiamenti
che, anche volendo, non saremo
in grado di sostenere a lungo.

E' meglio che siamo noi
a lasciare il dolore e non
il dolore a lasciare noi.

Sarebbe proprio una vergogna
per un individuo assennato,
che il rimedio al dolore
sia la stanchezza di soffrire.

15 - L'intensità del dolore

Un dolore intenso
porta questo sollievo:
se lo si sente troppo,
si finisce necessariamente
per non sentirlo più.

Ma c'è una cosa
che nelle sofferenze fisiche
tormenta gli ignoranti:

non sono abituati
a essere paghi dello spirito;
attribuiscono molta
importanza al corpo.

Un dolore non dura quando
è al massimo dell'intensità;

nessuno può soffrire
intensamente e a lungo;

la natura, che ci ama molto,
ci ha regolato in modo
che il dolore fosse o
sopportabile o di breve durata.

L'intensità di un dolore
che eccede ogni misura
è inevitabile che ci tolga
il piacere della parola
dal momento che, talvolta,
ci toglie anche la voce.

Il dolore leggero
ci concede di parlare:
il grande dolore ci rende muti.

16 - Le cause del dolore

Non procuriamoci motivi di dolore
e non accresciamo col nostro sdegno
contrarietà di poco conto.

Noi cerchiamo motivi di dolore
e vogliamo, anche a torto,
lamentarci della sorte,
come se non ci desse
fondate ragioni di pianto.

Se pure avessimo perso un amico,
che di tutte è la perdita più grave,
dovremmo cercare di gioire
per averlo avuto, più che
piangere per averlo perso.

Il sentimento che nasce
dal dolore è spietato e
ostinato a qualsiasi rimedio:
talvolta cerchiamo di soffocarlo
e d'inghiottire i nostri singhiozzi;

tuttavia, anche se il volto
resta composto e impassibile,
le lacrime scorrono lo stesso.

Talvolta ci distraiamo,
tuttavia, basta un minimo
ricordo a sconvolgereci.

17 - Meglio vincere il dolore che ingannarlo

Disprezziamo il dolore, poiché,
o riusciremo a liberarcene
o sarà lui a liberare noi.

Il dolore per la perdita
di un bene e il timore di perderlo,
sono sentimenti sullo stesso piano.

Pensiamo quanto più lieve
dolore sia il non avere, che
perdere quello che abbiamo!

Meglio vincere il dolore
piuttosto che ingannarlo.

Infatti, se è distratto e sviato
dai piaceri e dalle occupazioni,
esso risorge e riprende
vigore dal suo assopimento
e torna ad infierire;

se invece ha ceduto alla ragione,
si è calmato per sempre.

Non lodiamo il dolore,
ma l'uomo che non è
soggiogato dal dolore.

Parte quarta

Della saggezza

18 - La saggezza bene supremo

La saggezza
è il bene supremo,
l'unica vera libertà,
che libera la mente
da ogni umana vanità.

Non è l'artefice di strumenti
per le necessità pratiche;
insegna agli animi, non alla mano.

La saggezza
non concede spazio al male,
favorisce la pace, invita
il genere umano alla concordia.

Ci mostra i mali veri
e quelli apparenti;
vuole, che sappiamo
la differenza tra
grandezza e superbia.

La saggezza,
è cosa grande e vasta;
ha bisogno di uno spazio sgombro;

si devono acquisire,
nozioni sull'umano e il divino,
sul tempo, sul passato e il futuro,
sull'effimero e l'eterno.

La saggezza,
è accessibile a tutti, e tutti
siamo sufficientemente
nobili per raggiungerla.

Questa è la prima
ad impadronirsi di noi tutti.

19 - Perché occorre essere saggi

Nessuno che abbia
aderito alla saggezza
cade mai nel grado più
basso della malvagità.
In nessuno la saggezza
precede la malvagità.

Dobbiamo applicarci allo
studio e avere familiarità
coi maestri di saggezza,
per imparare i frutti
delle loro ricerche
e ricercare le verità
non ancora scoperte.

Il compito principale
della saggezza, è che,
le azioni concordino
con i discorsi, così che,
l'uomo sia sempre
uguale e identico a se stesso.

Nessuno può vivere
felicemente e neppure in
maniera tollerabile senza
l'amore della saggezza.

Una perfetta saggezza rende
felice la vita, ma anche una
saggezza imperfetta sicuramente,
la rende più tollerabile.

Se vogliamo sottomettere
a noi ogni cosa,
sottomettiamoci alla ragione;
faremo da guida a molti se
la ragione farà da guida a noi.

Per il saggio, uomo
significa amico,
per lo stolto, amico
non significa neppure uomo;
l'uno si procura un amico,
l'altro si offre all'amico.

20 - Come raggiungere la saggezza

Molti avrebbero potuto
raggiungere la saggezza,
se non avessero ritenuto
d'averla già raggiunta;

se non si fossero nascosti
qualche loro manchevolezza,
se non avessero sorvolato su
qualcosa, chiudendo gli occhi.

Per intraprendere la via della
saggezza basta togliere un pò
di terreno ai nostri vizi tutti i
giorni e castigare i nostri difetti.

Raggiungeremo la saggezza,
se ci tapperemo le orecchie;
se facciamo i sordi
anche con le persone
che ci amano di più;

poiché spesso, ci augurano
il male, nonostante le
loro buone intenzioni;

se vogliamo essere felici,
preghiamo affinché
non ci capiti niente di
quanto esse desiderano.

La saggezza non si
prende in prestito,
e nemmeno si compra:
la stupidità, invece,
si compra quotidianamente.

Saggezza e stoltezza
vanno in direzioni opposte!

Non esiste saggezza senza Dio.

21 - I benefici della saggezza

Un valido motivo per
desiderare la saggezza?
una gioia perpetua.

Questo è il risultato della
saggezza: una gioia stabile.

Chi muore sereno come è nato
ha conquistato la saggezza.

Chi possiede la saggezza,
ha tanta fiducia in sé che non esita
ad andare incontro alla sorte;

da essa impareremo che cosa
dobbiamo intraprendere e in che modo;

non ci imbatteremo
inaspettatamente negli eventi.

Quando dormiamo, i nostri sogni
sono tormentati come le nostre giornate:

la vera tranquillità è quella
in cui si dispiega la saggezza.

Le arti sono strumenti,
devono mantenere
quello che promettono,

la saggezza è signora e padrona;
le arti sono al servizio della vita,
la saggezza la comanda.

La saggezza, però,
se non penetra in profondità
e non sedimenta a lungo,

non impregna l'anima,
e non mantiene nessuna
delle sue promesse.

22 - L'età della saggezza

Non c'è età
più adatta alla saggezza
di quella che è
arrivata al dominio
di sé attraverso
svariate esperienze:

di quella che,
sedate le passioni,
dopo lunghi e
frequenti pentimenti,
ha raggiunto ciò
che dà la salvezza.

E' questa l'età che ci
porta un simile bene:
chiunque raggiunga
la saggezza da vecchio,
vi è arrivato
attraverso gli anni.

La saggezza
mostra meglio la sua forza
restando tranquilla
tra gli assalti.

Coloro che si
dedicano alla saggezza,
essi soli vivono;

e infatti non solo
custodiscono bene
la propria vita,
ma aggiungono
ogni età alla propria;

qualsiasi cosa degli anni
prima di essi è stata fatta,
per essi è cosa acquisita.

Indice

Dalla sofferenza alla saggezza

I n d i c e

Parte quarta: *Della saggezza*

dello stesso Autore:

- da **"IL DIZIONARIO DI SENECA"**   Antico prontuario farmaceutico dell´Anima
  in singoli volumi a copertina morbida e rigida, i temi:
. **DELLA VITA E DEL VIVERE**
. **DALLA SOFFERENZA ALLA SAGGEZZA**
. **DELLA PAURA, DELLA MALATTIA E DEL MALATO**
. **DEL TEMPO DELLA VECCHIAIA**
. **DELLA MORTE E DEL MORIRE**
. **DELLA NATURA E DELL'UOMO; DELLA LIBERTA' E DELLA SCHIAVITU';**
  DEL DESTINO, DELLA FORTUNA E DELLA SORTE."
. **DELLA FELICITA' E DELLA GIOIA; DELLE LACRIME E DEL PIANGERE;**
  DEL PIACERE, DELLA POVERTA' E DELLA RICCHEZZA
. **DEL DIO (OVVERO DEL DIO DI SENECA); DELL'AMICIZIA E DEGLI AMICI;**
  DELLA FILOSOFIA, DELLA RAGIONE E DELLA STOLTEZZA
. **DEL CORPO, DELL'ANIMA E DELLO SPIRITO**
- **DEL BENE E DEL MALE, DEI VIZI E DELLE VIRTU', DELL'INGIURIA E**
  DELL'OFFESA

- **DIZIONARIO DI SENECA Volume A e B**   *in 2 volumi a copertina rigida e morbida*

- **DELL'IMITAZIONE DI CRISTO**   *in 5 volumi in italiano:*
  Introduzione e Prefazione - Libro Primo - Libro Secondo - Libro Terzo - Libro Quarto

- **DE IMITATIONE CHRISTI**   *in 6 volumi in latino e italiano:*
  Introduzione e Prefazione - Libro Primo - Libro Secondo - Libro Terzo: Vol.   I e Vol. II -
  Libro Quarto

- **RIFLESSIONI, PRATICHE E ORAZIONI DELL´IMITAZIONE DI CRISTO**
  in volume unico a copertina rigida e morbida

- **RIFLESSIONI, PRATICHE E ORAZIONI DELL´IMITAZIONE DI CRISTO**
  in tre volumi in copertina rigida e morbida

- **LE TAUMATURGICHE AMMONIZIONI DELL'IMITAZIONE DI CRISTO**
  a colori in copertina rigida ed in bianco e nero in copertina morbida

- **POESIE**   *Tutte le poesie (1961-1999) - in copertina morbida*

  Poesie - *in singole raccolte in copertina rigida e morbida*
- **Volevo essere per te...**
- **E' fantasma il tuo amore**
- **I miei giorni con lei**
- **Meteora**
- **La dolce spiga del grano**
- **Come vento**
- **I giorni dell'uva**
- **Attesa**
- **12 odi con indici - 1968**
- **Altre ali**
- **Il verde fico selvaggio**
- **La mia terra**
- **Albe giovanili**

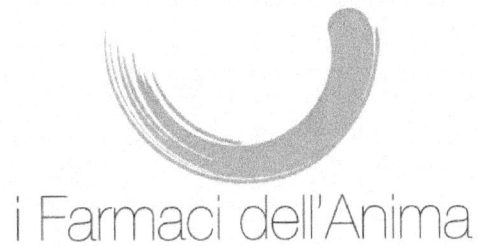

www.ifarmacidellanima.it